AF151893

BEI GRIN MACHT SICH IHR
WISSEN BEZAHLT

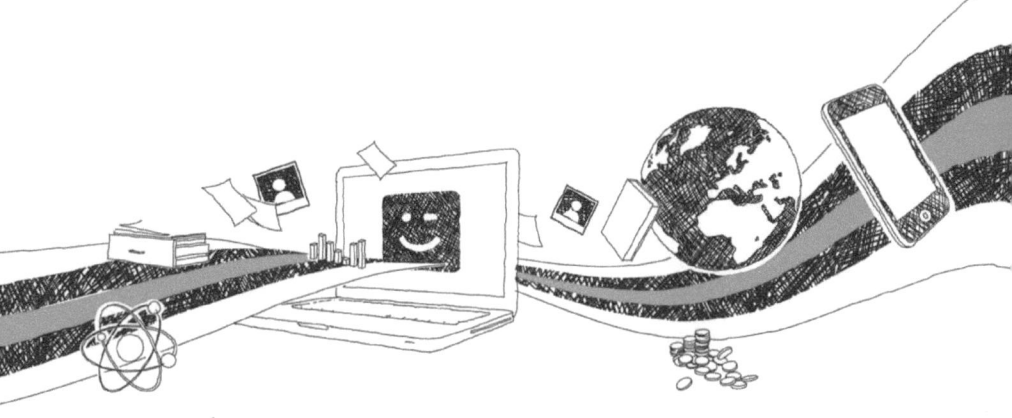

- Wir veröffentlichen Ihre Hausarbeit,
  Bachelor- und Masterarbeit

- Ihr eigenes eBook und Buch -
  weltweit in allen wichtigen Shops

- Verdienen Sie an jedem Verkauf

Jetzt bei www.GRIN.com hochladen
und kostenlos publizieren

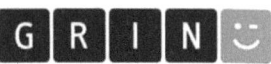

Laura Kristin Delfs

Wissensstand von Pflegekräften über den Umgang mit Aphasikern und schluckgestörten Patienten

Schriftliche Befragung der Pflegekräfte

GRIN Verlag

Bibliografische Information der Deutschen Nationalbibliothek:

Die Deutsche Bibliothek verzeichnet diese Publikation in der Deutschen National-
bibliografie; detaillierte bibliografische Daten sind im Internet über http://dnb.d-
nb.de/ abrufbar.

Dieses Werk sowie alle darin enthaltenen einzelnen Beiträge und Abbildungen
sind urheberrechtlich geschützt. Jede Verwertung, die nicht ausdrücklich vom
Urheberrechtsschutz zugelassen ist, bedarf der vorherigen Zustimmung des Verla-
ges. Das gilt insbesondere für Vervielfältigungen, Bearbeitungen, Übersetzungen,
Mikroverfilmungen, Auswertungen durch Datenbanken und für die Einspeicherung
und Verarbeitung in elektronische Systeme. Alle Rechte, auch die des auszugsweisen
Nachdrucks, der fotomechanischen Wiedergabe (einschließlich Mikrokopie) sowie
der Auswertung durch Datenbanken oder ähnliche Einrichtungen, vorbehalten.

Impressum:

Copyright © 2012 GRIN Verlag GmbH
Druck und Bindung: Books on Demand GmbH, Norderstedt Germany
ISBN: 978-3-656-28342-3

Dieses Buch bei GRIN:

http://www.grin.com/de/e-book/201640/wissensstand-von-pflegekraeften-ueber-
den-umgang-mit-aphasikern-und-schluckgestoerten

GRIN - Your knowledge has value

Der GRIN Verlag publiziert seit 1998 wissenschaftliche Arbeiten von Studenten, Hochschullehrern und anderen Akademikern als eBook und gedrucktes Buch. Die Verlagswebsite www.grin.com ist die ideale Plattform zur Veröffentlichung von Hausarbeiten, Abschlussarbeiten, wissenschaftlichen Aufsätzen, Dissertationen und Fachbüchern.

Besuchen Sie uns im Internet:

http://www.grin.com/

http://www.facebook.com/grincom

http://www.twitter.com/grin_com

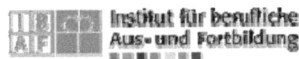

Institut für berufliche
Aus- und Fortbildung

IBAF-Schule für Logopädie
Kieler Schloss / Burgstraße 3
24103 Kiel

Studienarbeit

**Thema: Wissensstand von Pflegekräften
über den Umgang mit Aphasikern und schluckgestörten Patienten**

- schriftliche Befragung der Pflegekräfte -

Laura Kristin Delfs

5. Semester

Kiel, den 24. Februar 201

Danksagung

Ich möchte mich bei all denjenigen bedanken, die mir bei der Erstellung meiner Studienarbeit geholfen haben. Ganz gleich wie, ohne Euch / Sie hätte ich das niemals geschafft.

Besonders meinen Eltern, die mich in und während meines Studiums stets unterstützten, und meinem Freund, der mir bei der Korrektur und Formatierung der Studienarbeit sehr hilfreich zur Seite stand, herzlich danken.

1 Einleitung

In den letzten Jahren gibt es vermehrt Patienten mit neurologisch bedingten Kau- / Schluckstörungen. Bei der Behandlung und Betreuung dieser Patientengruppen kann es zu Komplikationen wie zum Beispiel Mangelernährung, Untergewicht, Dehydration, Aspiration und dadurch bedingt in Einzelfällen vermutlich eventuell sogar zu Todesfällen kommen.

Dies hat verschiedene Ursachen; die vermutlich u.a. auch auf mangelnde Kenntnisse und Versorgung im pflegerischen Umfeld der Patienten mit Schluckstörungen zurückzuführen sind. So muss eine Pflegekraft nicht nur regelmäßig die Flüssigkeitszufuhr und das Gewicht jedes einzelnen Patienten kontrollieren, sondern auch auf individuelle Ernährungseinschränkungen Rücksicht nehmen; ein Patient darf zum Beispiel nur pürierte Kost, ein anderer nur Sondenkost erhalten. Verwechselt die Pflegekraft diese beiden Patienten kann es zu unabsehbaren gesundheitlichen Folgen kommen.

Auch der Umgang mit einem Aphasiker ist für die Pflegekräfte – besonders in den letzten Jahren - immer alltäglicher geworden. Aber weiß das Pflegepersonal worauf es beim Umgang mit Aphasikern besonders achten muss? Und kann das Pflegepersonal sein Wissen gezielt im Alltag anwenden?

Um diese und weitere Fragen zu beantworten, hat sich die Autorin entschlossen, ihre Studienarbeit über das Thema „Wissensstand von Pflegekräften über den Umgang mit Aphasikern und schluckgestörten Patienten" zu schreiben.

Die Verfasserin der Studienarbeit möchte herausfinden, welchen Wissensstand bzw. welches Fachwissen bezüglich des Umgangs mit Aphasikern und schluckgestörten Patienten die behandelnden Logopädinnen / Logopäden bei der Zusammenarbeit mit den Pflegekräften erwarten können bzw. welche gezielten Informationen sie den Pflegekräften zusätzlich / erweiternd vermitteln sollten, um eine optimale Versorgung und Betreuung der Patienten zu erreichen.

Zugleich möchte die Autorin einen Überblick darüber erhalten, wie die Zusammenarbeit zwischen den behandelnden Logopädinnen / Logopäden und Pflegekräften funktioniert, in welchen Bereichen ggf. Handlungsbedarf besteht und welche Wünsche und Erwartungen die Pflegekräfte an die behandelnden

Logopädinnen / Logopäden haben.

Zur Datenerhebung wurde ein anonymer Fragebogen erstellt und exemplarisch an Pflegekräfte, die in Akutkrankenhäusern, Rehakliniken und Senioren- / Pflegeheimen beschäftigt sind, versandt. Damit diese Datenerhebung möglichst aussagekräftig ist, wurde der Fragebogen an je 15 Einrichtungen in Schleswig-Holstein und Nordrhein-Westfalen verschickt.

Zum Vergleich mit den regulären Ausbildungsinhalten wird sich die Autorin im Rahmen dieser Studienarbeit auch mit der „Ausbildungs- und Prüfungsverordnung für die Berufe in der Krankenpflege" (KrPflAPrV, vom 10. November 2003 (BGBL. I, S. 2686)) und mit der „Ausbildungs- und Prüfungsordnung für den Beruf der Altenpflegerin und des Altenpflegers" (AltPflAPrV, vom 26. November 2002 (BGB. I, S. 4418)) beschäftigen. Abschließend wird die Autorin daher die von ihr erhobenen Daten mit den gesetzlich vorgeschriebenen Ausbildungsinhalten vergleichen, um festzustellen, von welchem Wissensstand (seitens der Pflegekräfte) unter normalen Umständen ausgegangen werden kann.

2 Theoretischer Hintergrund

Dieser Teil der Studienarbeit befasst sich mit der Frage, was die Pflegekräfte, die in Akutkrankenhäusern, Rehabilitationskliniken und Senioren- / Pflegeheimen beschäftigt sind, in ihrer Ausbildung gelernt haben / bzw. gelernt haben sollten.

Da sich bei der Auswertung der Studienarbeit gezeigt hat, dass es sich sowohl um Pflegekräfte aus dem Bereich der Krankenpflege, als auch aus dem Bereich der Altenpflege handelt, werden an dieser Stelle beide Ausbildungs- und Prüfungsordnungen getrennt voneinander beleuchtet.

2.1 Ausbildungs- und Prüfungsverordnung für die Berufe in der Krankenpflege (KrPflAPrV)

Die Ausbildungs- und Prüfungsverordnung für die Berufe in der Krankenpflege (KrPflAPrV) vom 10. November 2003 (BGBL. I, S. 2686) schreibt in § 1 Abs. 1 vor, dass „die Ausbildungen in der Gesundheits- und Krankenpflege und in der Gesundheits- und Kinderkrankenpflege ... mindestens den in Anlage 1 aufgeführten theoretischen und praktischen Unterricht von 2.100 Stunden und die aufgeführte praktische Ausbildung von 2.500 Stunden" (KrPflAPrV, S.1) umfasst.

Die in Anlage 1 zu § 1 Abs. 1 KrPflAPrV genannten Ausbildungsinhalte, die für die behandelnden Logopädinnen und Logopäden - in Bezug auf das Wissen der Pflegekräften - von besonderem Interesse sind, sind insbesondere:

„A - theoretischer und praktischer Unterricht

1. Pflegesituationen bei Menschen aller Altersgruppen erkennen, erfassen und bewerten

   Die Schülerinnen und Schüler sind zu befähigen

   - auf Grundlage pflegewissenschaftlicher Erkenntnisse und pflegerelevanter Kenntnisse der Bezugswissenschaften, wie ... Anatomie, Physiologie, ... allgemeine und spezielle Krankheitslehre, ... Pflegesituationen wahrzunehmen und zu reflektieren, sowie Veränderungen der Pflegesituationen zu erkennen und adäquat zu reagieren

   - unter Berücksichtigung der Entstehungsursachen aus Krankheit, Unfall, Behinderung ... den daraus resultierenden Pflegebedarf, ... festzustellen

2. Pflegemaßnahmen auswählen, durchführen und auswerten

   Die Schülerinnen und Schüler sind zu befähigen

   - pflegerische Interventionen in ihrer Zielsetzung, Art und Dauer am Pflegebedarf auszurichten

   - die unmittelbare vitale Gefährdung, den akuten oder chronischen Zustand bei einzelnen oder mehreren Erkrankungen, bei Behinderungen, sowie physischen ... Einschränkungen ... bei pflegerischen Interventionen entsprechend zu berücksichtigen

   - die Pflegemaßnahmen im Rahmen der pflegerischen Beziehung mit einer entsprechenden ... Kommunikation alters- und entwicklungsgerecht durchzuführen

   - ... zielgerichtetes Handeln kontinuierlich an den sich verändernden Pflegebedarf anzupassen

...

3. Unterstützung, Beratung und Anleitung in gesundheits- und pflegerelevanten Fragen fachkundig gewährleisten

   Die Schülerinnen und Schüler sind zu befähigen

   - Pflegebedürftige aller Altersgruppen bei der Bewältigung vital ... bedrohlicher Situationen, die aus Krankheit, Unfall, Behinderung, ... entstehen, zu

6

unterstützen

...

5. Pflegehandeln personenbezogen ausrichten

Die Schülerinnen und Schüler sind zu befähigen

- in ihrem Pflegehandeln insbesondere das Selbstbestimmungsrecht und die individuelle Situation der zu pflegenden Personen zu berücksichtigen

...

8. Bei der medizinischen Diagnostik und Therapie mitwirken

Die Schülerinnen und Schüler sind zu befähigen

- in Zusammenarbeit mit ... Angehörigen anderer Gesundheitsberufe die für die jeweiligen medizinischen Maßnahmen erforderlichen Vor- und Nachbereitungen zu treffen und bei der Durchführung der Maßnahmen mitzuwirken

...

Die Wissensgrundlagen umfassen Kenntnisse der Gesundheits- und Krankenpflege, der Gesundheits- und Kinderkrankenpflege sowie der Pflege- und Gesundheitswissenschaften 950 Stunden.

B - Praktische Ausbildung

I. Allgemeiner Bereich

1. Gesundheits- und Krankenpflege von Menschen aller Altersgruppen in der stationären Versorgung in kurativen Gebieten in den Fächern innere Medizin, ... , Neurologie, ... sowie in mindestens 2 dieser Fächer in rehabilitativen und palliativen Gebieten: 800 Stunden" (Anlage 1 zu § 1 Abs. 1 KrPflAPrV, S. 8-10)

Die behandelnden Logopädinnen und Logopäden können somit davon ausgehen, dass die Pflegekräfte, die eine Ausbildung in der Gesundheits- und Krankenpflege oder in der Gesundheits- und Kinderkrankenpflege gemacht haben, Grundkenntnisse im Umgang mit Aphasikern und schluckgestörten Patienten haben.

Was genau und mit welchem zeitlichen Umfang diese Pflegekräfte aber während ihrer Ausbildung gelernt haben, darauf lassen sich aus der Ausbildungs- und Prüfungsverordnung für die Berufe in der Krankenpflege (KrPflAPrV) und der Anlage

1 zu § 1 Abs. 1 KrPflAPrV keine Rückschlüsse ziehen.

Bei dem Versuch, diese Frage zu klären, erfuhr die Autorin, dass der genaue Inhalt der o.g. Ausbildungspunkte von den einzelnen Pflegeschulen selbst festgelegt werden kann.

Der Kontakt zu einzelnen Pflegeschulen in Schleswig-Holstein und Nordrhein-Westfalen führte leider nicht zu einer Beantwortung der Frage, ob sich die Ausbildungsinhalte ich an den einzelnen Pflegeschulen ähneln bzw. ob sie sogar gleich sind, da es leider keine Antworten seitens der Schulleitungen oder ihrer Vertretungen gab.

2.2 Ausbildungs- und Prüfungsverordnung für den Beruf der Altenpflegerin und des Altenpflegers (AltPflAPrV)

Die Ausbildungs- und Prüfungsordnung für den Beruf der Altenpflegerin und des Altenpflegers (AltPflAPrV) vom 26. November 2002 (BGB. I, S. 4418) besagt in § 1, dass „die dreijährige Ausbildung zur Altenpflegerin und zum Altenpfleger ... mindestens den in der Anlage 1 aufgeführten theoretischen und praktischen Unterricht von 2.100 Stunden und die aufgeführte praktische Ausbildung von 2.500 Stunden" (AltPflAPrV, S.1) umfasst.

Laut Anlage 1 zu § 1 Abs. 1 AltPflAPrV umfasst der theoretische und praktische Unterricht in der Altenpflege:

„1.1 Theoretische Grundlagen in das altenpflegerische Handeln einbeziehen

  - Alter, Gesundheit, Krankheit, Behinderung und Pflegebedürftigkeit

  - Gesundheitsförderung und Prävention

  ...

1.2 Pflege alter Menschen planen, durchführen, ...

  - Wahrnehmung und Beobachtung

  ...

1.3 Alte Menschen personen- und situationsbezogen pflegen

  - Pflegerelevante Grundlagen, insbesondere der Anatomie, Physiologie, ... und Ernährungslehre

  - Pflege alter Menschen mit Behinderung

  - Pflege alter Menschen mit akuten und chronischen Erkrankungen

  - Pflege schwerstkranker alter Menschen

...

1.5 Bei der medizinischen Diagnostik und Therapie mitwirken

- Interdisziplinäre Zusammenarbeit, Mitwirkung im therapeutischen Team"

(AltPflAPrV, S. 7-8)

Die praktische Ausbildung umfasst nach Anlage 1 zu § 1 Abs. 1 AltPflAPrV:

„ 2. Mitarbeiten bei der umfassenden und geplanten Pflege alter Menschen einschließlich ... mitwirken bei ... Therapie unter Anleitung

3. Übernehmen selbstständiger Teilaufgaben entsprechend dem Ausbildungsstand in der umfassenden und geplanten Pflege alter Menschen einschließlich ... mitwirken bei ... Therapie unter Anleitung" (AltPflAPrV, S. 9)

Die behandelnden Logopädinnen und Logopäden können daher auch bei Pflegekräften, die eine Ausbildung als Altenpfleger/in haben, davon ausgehen, dass sie über Grundkenntnisse im Umgang mit Aphasikern und schluckgestörten Patienten verfügen.

Auch für diese Berufsgruppe gibt es keine einheitliche Beschreibung bzw. Erläuterungen der genauen Ausbildungsinhalte.

Dieser kann ebenfalls von den einzelnen Ausbildungsstätten selbst festgelegt werden.

3   Methodik

Antworten auf die in der Einleitung genannten Fragestellungen sollen mit Hilfe eines Fragebogens gefunden werden.

Pflegekräfte in Akutkrankenhäusern, Rehabilitationseinrichtungen und Senioren- / Pflegeheimen stellten die Zielgruppe der Umfrage dar. Die exemplarisch ausgewählten Institutionen wurden über den Internet-Suchdienst Google.de ermittelt.

Bei der Auswahl der Einrichtungen wurde darauf geachtet, den Fragebogen in zwei geographisch voneinander getrennten Bundesländern zu verschicken, um eine möglichst allgemeingültige Aussage zu erhalten.

Die ausgewählten Institutionen bekamen den anonym gestalteten Fragebogen

9

jeweils in zehnfacher Ausfertigung zugesandt, verbunden mit der Bitte, die ausgefüllten Fragebögen innerhalb von vier Wochen im beigelegten Rückumschlag zurückzusenden.

Es wurden jeweils 5 Akutkrankenhäuser, Rehabilitationseinrichtungen und Senioren- / Pflegeheime in Schleswig-Holstein und Nordrhein-Westfalen angeschrieben. Aufgrund der sehr geringen Rücklaufquote der Institutionen aus Schleswig-Holstein, erhielten hier weitere 4 Akutkrankenhäuser und 2 Senioren- / Pflegeheime den Fragebogen mit der Bitte, diesen binnen drei Wochen wieder zurückzuschicken. Insgesamt wurden daher 20 Institutionen für die Umfrage angeschrieben.

Der Fragebogen, der aus vier Teilen besteht, enthält größtenteils Multiple-Choice-Fragen, um den Zeitaufwand für die Beantwortung möglichst gering zu halten und gleichzeitig die Auswertung der ausgefüllten Fragebögen zu erleichtern.

Der *erste Teil* stellt Fragen zu den allgemeinen Daten. Die Pflegekräfte werden zuerst gefragt, ob sie mit Aphasikern / Dysphagie-Patienten arbeiten, verbunden mit der Bitte, den Fragebogen bei einer negativen Antwort nicht weiter auszufüllen.

(1) Arbeiten Sie mit Aphasikern / Dysphagie-Patienten?
Ja o   Nein o **(Nein? Dann bitte nicht weiter ausfüllen!)**

Abb. 1: Ankreuzmöglichkeiten zur Arbeit mit Aphasikern / Dysphagie-Patienten

Mit dieser Frage soll erreicht, werden, dass nur diejenigen Pflegekräfte den Fragebogen ausfüllen, die auch mit Aphasikern / Dysphagie-Patienten arbeiten.

Beim zweiten Punkt werden die Mitarbeiter / -innen des Pflege-Teams gebeten, ihr Geschlecht anzugeben.

(2) Sie sind: o weiblich   o männlich

Abb. 2: Ankreuzmöglichkeiten zum Geschlecht der Pflegekraft

Diese Frage ist bedeutsam, um aus den Antworten Rückschlüsse auf die Personalstruktur in den Institutionen schließen zu können.

Die Befragten sollen als nächstes ihr Alter angeben, um den ungefähren Zeitpunkt der Berufsausbildung und daraus den möglichen Wissensstand vermuten zu können..

(3) Alter:	o 18 - 25	o 26 - 30	o 31 - 35	o 36 - 40	
	o 41 - 45	o 46 - 50	o 51 - 55	o 56 - 60	o >60

Abb. 3: Ankreuzmöglichkeiten zum Alter der Pflegekraft

Mit der Frage nach der genauen Berufsbezeichnung soll geklärt werden, welche gesetzlichen Vorschriften für die Berufsausbildung der Pflegekräfte gültig waren.

(4) Meine genaue Berufsbezeichnung lautet: _____

Abb. 4: Frage nach der genauen Berufsbezeichnung der Pflegekraft

Die Frage nach der Institution, bei der die / der Befragte beschäftigt ist, ist für die Auswertung des Fragebogens ebenfalls von Bedeutung.

(5) Die Institution, bei der ich beschäftigt bin: _____

Abb. 5: Frage zur Institution, bei der die Pflegekraft beschäftigt ist

Weiterhin sollte das Pflegepersonal angeben, wie viele Jahre / Monate Berufserfahrung sie haben.

(6) Ich habe insgesamt _____ Jahre / Monate Berufserfahrung.

Abb. 6: Frage nach der Berufserfahrung der Pflegekraft

Diese Angabe ist ebenfalls für die Einschätzung des Wissensstandes der Pflegekräfte elementar wichtig.

Außerdem werden die Mitarbeiter des Pflege-Teams gefragt, ob ihnen während ihrer Berufsausbildung der Umgang mit Aphasikern / Dysphagie-Patienten vermittelt wurde.

(7) In der Ausbildung wurde mir der Umgang mit Aphasikern / Dysphagie-Patienten vermittelt.   Ja o   Nein o

Abb. 7: Ankreuzmöglichkeiten zur Wissensvermittlung zum Umgang mit Aphasikern / Dysphagie-Patienten während der Ausbildung

Die Frage, ob die befragte Pflegekraft bereits Fortbildungen zu diesem Thema besucht hat, schließt sich an.

(8) Ich habe bereits Fortbildungen zum Thema Umgang mit Aphasikern / Dysphagie-Patienten besucht.   Ja o   Nein o

Abb. 8: Ankreuzmöglichkeiten zu besuchten Fortbildungen zum Thema Umgang mit Aphasikern / Dysphagie-Patienten

Die Mitarbeiter werden weiterhin gefragt, ob sie von ihrem Arbeitgeber / Vorgesetzten in den Umgang mit dieser Patientengruppe eingewiesen worden sind.

(9) Mein Arbeitgeber / Vorgesetzter hat mich in den Umgang mit Aphasikern / Dysphagie-Patienten eingewiesen.   Ja o   Nein o

Abb. 9: Ankreuzmöglichkeiten zur Wissensvermittlung zum Umgang mit Aphasikern / Dysphagie-Patienten durch den Arbeitgeber oder Vorgesetzten

Diese Fragen sind bedeutsam, um Rückschlüsse auf den Wissensstand und das persönliche Engagement des Pflegepersonals bezüglich des Wissenserwerbs, sowie die jeweilige Einschätzung des Arbeitgebers / Vorgesetzten, in Bezug auf das vorhandene Wissen der Beschäftigten, schließen zu können.

Durch die Frage, ob das angesprochene Pflegepersonal ggf. Literatur hat, auf das es zurückgreifen kann, soll die Frage nach dem individuellen Handeln bei Wissensdefiziten beantwortet werden.

(10) Haben Sie Literatur, in der Sie ggf. nachschlagen können?
O Nein   o Ja, nämlich _____

Abb. 10: Ankreuzmöglichkeiten zur ggf. vorhandenen Literatur

Abschließend für diesen ersten, allgemeinen Teil, wird die Frage gestellt, ob interdisziplinäre Teamarbeit stattfindet.

(11) Arbeiten Sie in einem interdisziplinären Team?
O Nein   o Ja, mit _____

Abb. 11: Ankreuzmöglichkeiten zur Frage nach interdisziplinärer Arbeit

Die Auswertung dieser Frage ermittelt die Anzahl der Pflegekräfte, die im Bedarfsfall auf das Wissen anderer Berufsgruppen zurück greifen können und die gleichzeitig bei der Betreuung der hier angesprochenen Patientengruppe Unterstützung erhält.

Im *zweiten Teil* des Fragebogens geht es um den Bereich „Aphasie".

Hier wird zunächst die Frage nach den bekannten / erlebten Auswirkungen einer Aphasie gestellt. Die Teilnehmer/innen dieser Umfrage haben hier die Möglichkeit der Mehrfachnennung. Zudem können sie unter dem Punkt „Sonstige" weitere Auswirkungen einer Aphasie hinzufügen.

(1) Welche Auswirkungen einer Aphasie kennen Sie / bzw. haben Sie ggf. schon einmal erlebt?	
O nicht-flüssige Sprachproduktion	O Wortfindungsstörungen
O überschießende Sprachproduktion	O lautliche Veränderungen eines
O auffälliger Satzbau	Wortes
O Lesen / Schreiben erschwert oder nicht möglich	O Wortneubildungen
O eingeschränktes Sprachverständnis	
O Sonstige:	
_____	
O keine	

Abb. 12: Ankreuzmöglichkeiten zu den bekannten / erlebten Auswirkungen einer Aphasie

Mit der Frage, worauf die Angestellten der befragten Institutionen besonders beim Umgang mit einem Aphasiker achten, wird geklärt, ob diese ihr vorhandenes Wissen auch praktisch umsetzen können. Erneut besteht die Möglichkeit der Mehrfachnennung und der Angabe weiterer relevanter Aspekte.

---

(2) Worauf achten Sie beim Umgang mit einem Aphasiker?

Ich …

O sage immer nur kurze, einfache Sätze

O benutze **keine** Fremdwörter

O versuche, langsam und deutlich zu sprechen

O halte Blickkontakt zu dem Patienten

O nutze Gestik und Mimik für die Verständigung

O unterbreche den Aphasiker **nicht**, wenn wer mir etwas mitteilen möchte

O mache deutlich, wenn ich etwas **nicht** verstanden habe

O stelle sicher, dass der Aphasiker mir zuhört

O stelle sicher, dass der Aphasiker weiß, um welches Thema es geht und wechsle **nicht** schnell zwischen den Themen

O Ich stelle dem Aphasiker nur Ja- / Nein-Fragen

O Sonstiges: _____

O **auf nichts**

Abb. 13: Ankreuzmöglichkeiten zu den relevanten Aspekten beim Umgang mit einem Aphasiker

Der Bereich „Dysphagie" stellt den *dritten Teil* des Fragebogens dar.

Auch in diesem Bereich stellt die Autorin die Frage nach den bekannten / erlebten Auswirkungen dieses Störungsbildes, um herauszufinden, welches Praxiswissen die befragten Pflegekräfte haben. Mehrfachnennungen und die Angabe weiterer erlebter / bekannter Auswirkungen sind möglich.

---

(1) Welche Auswirkungen einer Dysphagie kennen Sie / haben Sie ggf. schon einmal erlebt?

O Aspiration (Eindringen von Nahrung (fest/flüssig) oder Speichel in die Atemwege)

O Erstickungsanfälle / Atemnot

O Lungenentzündungen

O Unterernährung / deutlicher Gewichtsverlust

O Dehydration

O Appetitverlust / Nahrungsverweigerung

O Sonstige:

_____

O **keine**

Abb. 14: Ankreuzmöglichkeiten zu den bekannten / erlebten Auswirkungen einer Dysphagie

Die Frage nach den Aspekten, auf die beim Umgang mit einem Dysphagie-Patienten besonders geachtet wird, schließt sich an.

(2) Worauf achten Sie beim Umgang mit einem Dysphagie-Patienten?

O Gewichts- und Flüssigkeitszufuhr regelmäßig kontrollieren, um Mangelerscheinungen vorzubeugen

O Ernährung (Konsistenz und Anzahl der Mahlzeiten) dem individuellen Zustand des Patienten anpassen

O gründliche und regelmäßige Mundpflege

O auf regelmäßiges Schlucken des Speichels

O auf eine klare Stimme (ggf. Durchführung von Stimmkontrollen)

O gutes Abhusten bei Verschlucken

O Essen in ruhiger Umgebung

O eine möglichst aufrechte Sitzhaltung beim Essen

O dem Dysphagie-Patienten ausreichend Zeit zur Nahrungsaufnahme zu lassen

O den Dysphagie-Patienten nach der Nahrungsaufnahme noch mind. 20min aufrecht sitzen zu lassen

O den Patienten ausreichend oft nachschlucken zu lassen

O Sonstiges:

_____

O **auf nichts**

Abb. 15: Ankreuzmöglichkeiten zu den relevanten Aspekten beim Umgang mit einem Dysphagie-Patienten

Im *vierten und letzten Teil* des Fragebogens werden die Mitarbeiter/innen des Pflege-Teams gefragt, welche Wünsche und Erwartungen sie an die behandelnden Logopädinnen / Logopäden haben.

4. Welche Wünsche und Erwartungen haben Sie an die behandelnden Logopäden /– innen – in Bezug auf den Umgang mit einem Aphasiker und / oder Dysphagie-Patienten?

Abb. 16: Frage nach Wünschen und Erwartungen an die behandelnden Logopädinnen / Logopäden

Durch diese Angabe kann die Frage beantwortet werden, ob die Pflegekräfte etwas an der Zusammenarbeit mit den behandelnden Logopädinnen / Logopäden verändert wissen wollen und wie sie die derzeitige Situation der Teamarbeit einschätzen. Aus den Ergebnissen der Auswertung kann die ggf. vorhandene Notwendigkeit zu weiteren Handlungen / Veränderungen abgeleitet werden.

4   Auswertung der Umfrage

Insgesamt wurden 36 Institutionen angeschrieben, 16 (44,44%) haben geantwortet (8 Akutkrankenhäuser, 4 Reha-Einrichtungen und 4 Senioren- / Pflegeheime).

Die Autorin hat 124 ausgefüllte Fragebögen erhalten, von denen 3 nicht auswertbar waren. Sie wurden von mehreren Personen zusammen ausgefüllt, sodass keine genaue Zuordnung getroffen werden konnte, wer welche Antworten gegeben hat. Bei der Auswertung der Umfrage wird sich die Verfasserin dieser Studienarbeit daher auf 121 Fragebögen (entsprechend 100 %) beziehen.

4.1 Allgemeine Daten

Die erste Frage zielte auf das Geschlecht der befragten Pflegekräfte ab. 67,77% (82 TN) der Befragten gaben an, weiblich zu sein. 21,49% (26 TN) beantworteten die Frage mit „männlich" und 10,74% (13 TN) gaben keine Antwort auf diese Frage.

Die Frage nach dem Alter wurde vom Pflegepersonal breit gefächert beantwortet. Eine genaue Übersicht der Altersverteilung sehen Sie hier:

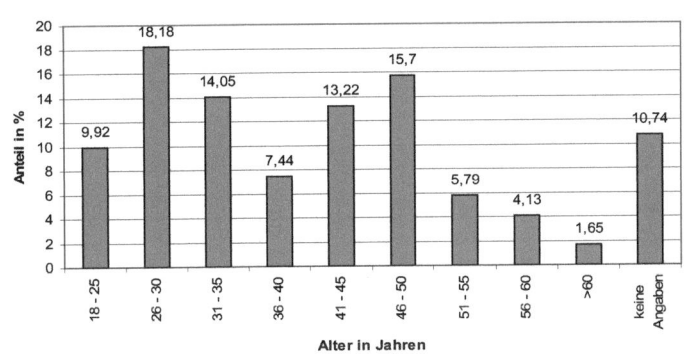

Abb. 17: Der Prozentsatz der jeweiligen Altersangaben der befragten Pflegekräfte

Die befragten Teilnehmer der Studie gaben die verschiedensten Berufsbezeichnungen an. Nachfolgend können Sie eine genaue Übersicht sehen, um die Lesbarkeit der Ergebnisse zu vereinfachen:

Berufsbezeichnung	Prozentwert	Anzahl d. TN
Auszubildende / Auszubildender	1,65%	2
Schwesternhelferin / Pflegehelfer	2,48%	3
Krankenpflegehelfer / in	5,79%	7
Krankenschwester / -pfleger	36,36%	44
Kinderkrankenschwester / -pfleger	2,48%	3
Gesundheits- und Krankenpfleger / in	26,45%	32
Stationshilfe	1,65%	2

15

Altenpfleger / in	7,44%	9
Arzthelfer / in	1,21%	1
Betreuer / in	1,21%	1
Teamleiter / in bzw. Bereichsleiter / in	4,13%	5
keine Angabe	10,74%	13

Tab. 1: Übersicht der Berufsbezeichnungen der befragten Pflegekräfte

Das Maß der Berufserfahrung ist bei den befragten Pflegekräften ebenfalls in unterschiedlichstem Ausmaß vorhanden:

Berufserfahrung der befragten Pflegekräfte

Abb. 18: Übersicht der Berufserfahrung der befragten Pflegekräfte

Die Frage nach den erhaltenen Informationen zum Thema „Umgang mit Aphasikern / Dysphagie-Patienten" während der Ausbildung beantworteten 52,89% (64 TN) mit ja, während 47,11% (57 TN) die Frage verneinten.

57,89% (70 TN) gaben an, bereits Fortbildungen zum Thema „Umgang mit Aphasikern / Dysphagie-Patienten" besucht zu haben, bei 42,15% (51 TN) war die Antwort negativ.

Das Pflegepersonal gab zu 33,88% (41 TN) an, von ihrem Arbeitgeber / Vorgesetzten in den Umgang mit Aphasikern / Dysphagie-Patienten eingewiesen worden zu sein. Der Rest, d.h. 66,12% (80 TN), wurde nicht von den Arbeitgebern / Vorgesetzten in den Umgang mit diesen Patientengruppen eingewiesen.

Im allgemeinen Teil des Fragebogens wurden die Mitarbeiter/innen des Pflege-Teams

16

auch gefragt, ob sie über Literatur verfügen, in der sie ggf. nachschlagen können. Die Befragten gaben zu 23,14% (28 TN) „nein", zu 42,98% (52 TN) „ja, Bücher und / oder Seminar- / Fortbildungsunterlagen" und zu 33,88% „ja, Internet" an.

Abschließend für diesen Bereich stellte die Autorin die Frage nach interdisziplinärer Team-Arbeit. Aus Vereinfachungsgründen werden die Antworten in einer Tabelle dargestellt:

Antwort	Prozentwert	Anzahl d. TN
- nein	12,40%	15
- ja, mit Logopädinnen / Logopäden	81,82%	99
- ja, mit Ergotherapeutinnen / Ergotherapeuten	61,16%	74
- ja, mit Physiotherapeutinnen / Physiotherapeuten	37,19%	45
- ja, mit (Neuro-) Psychologinnen / (Neuro-) Psychologen	17,36%	21
- ja, mit Ärztinnen / Ärzten	64,46%	78
- ja, mit Altentherapeutinnen / Altentherapeuten	1,65%	2
- ja, mit Sozialarbeitern / -innen / bzw. dem sozialen Dienst	10,74%	13
- ja, mit der Seelsorge und / oder den Pastoren	4,13%	5
- ja, mit dem Hospitzverein	1,21%	1
- ja, mit Sanitätshäusern und / oder med. Firmen	1,65%	2
- ja, mit der Hauswirtschaft und / oder den Diätassistenten / -innen	3,31%	4
- ja, mit der Verwaltung	2,48%	2
- ja, mit der physikalischen Therapie	1,21%	1

Tab. 2: Auswertungsübersicht der Antworten zur interdisziplinären Zusammenarbeit

4.2 Bereich Aphasie

Die erste Frage beschäftigt sich mit den bekannten / ggf. bereits erlebten Auswirkungen einer Aphasie. Sie sehen im Folgenden wiederum eine Tabelle, welche die Ergebnisse der gegebenen Antworten verdeutlicht:

Antwortmöglichkeit	Prozentwert	Anzahl d. TN
- nicht-flüssige Sprachproduktion	93,39%	113
- überschießende Sprachproduktion	72,73%	88
- auffälliger Satzbau	71,90%	97
- eingeschränktes Sprachverständnis	81,82%	99
- Wortneubildungen	79,34%	96
- Wortfindungsstörungen	87,60%	106
- lautliche Veränderungen eines Wortes	60,33%	73

- Lesen / Schreiben erschwert oder nicht möglich	75,21%	91
- KEINE	0,00%	0
- Sonstige: Wernicke-Aphasie	1,65%	2
- Sonstige: globale Aphasie	1,21%	1
- Sonstige: Stottern	1,21%	1
- Sonstige: gar kein Sprachverständnis	1,21%	1
- Sonstige: Verweigerung des Sprechens	1,21%	1
- Sonstige: Was anderes sagen	1,21%	1
- Sonstige: Sprachproduktion undeutlich	1,21%	1

Tab. 3: Antworten zur Frage nach den bekannten / ggf. bereits erlebten Auswirkungen einer Aphasie

Eine detaillierte Auswertung zu der Frage, welche Aspekte beim Umgang mit Aphasikern besonders beachtet werden , sehen Sie hier:

Antwortmöglichkeit	Prozentwert	Anzahl d. TN
- Ich sage immer nur kurze, einfache Sätze	95,04%	115
- Ich benutze **keine** Fremdwörter	72,73%	88
- Ich versuche, langsam und deutlich zu sprechen	85,12%	103
- Ich halte Blickkontakt zu dem Patienten	73,55%	89
- Ich nutze Gestik und Mimik für die Verständigung	94,21%	114
- Ich unterbreche den Aphasiker **nicht**, wenn wer mir etwas mitteilen möchte	80,17%	97
- Ich mache deutlich, wenn ich etwas **nicht** verstanden habe	60,33%	73
- Ich stelle sicher, dass der Aphasiker mir zuhört	77,69%	94
- Ich stelle dem Aphasiker nur Ja- / Nein-Fragen	52,07%	63
- Ich stelle sicher, dass der Aphasiker weiß, um welches Thema es geht und wechsle **nicht** schnell zwischen den Themen	67,77%	82
- **auf nichts**	0,00%	0

Tab. 4: Antworten zur Frage nach Aspekten, auf die beim Umgang mit einem Aphasiker geachtet wird

4.3 Bereich Dysphagie

Zunächst wurde gefragt, welche Auswirkungen einer Dysphagie die Mitarbeiter/innen des Pflege-Teams kennen / ggf. bereits erlebt haben.

Für die Übersichtlichkeit beim Lesen der Ergebnisse wurde eine Tabelle erstellt:

Antwortmöglichkeit	Prozentwert	Anzahl d. TN
- Aspiration	78,51%	95
- Erstickungsanfälle / Atemnot	83,47%	101
- Lungenentzündungen	67,77%	82
- Unterernährung / deutlicher Gewichtsverlust	86,78%	105
- Dehydration	80,99%	98
- Appetitverlust / Nahrungsverweigerung	89,26%	108
- KEINE	0,00%	0

18

- Sonstige: Hustenreiz	2,48%	3
- Sonstige: Probleme bei der Medikamenteneinnahme	1,21%	1
- Sonstige: Hamstern / Stopfen	1,21%	1

Tab. 5: Antworten zur Frage nach den bekannten / ggf. bereits erlebten Auswirkungen einer Dysphagie

Anschließend wurde wiederum die Frage gestellt, welche Aspekte besonders beachtet werden. Eine umfassende Übersicht der Ergebnisse sehen Sie hier:

Antwortmöglichkeit	Prozentwert	Anzahl d. TN
- Ich achte auf nichts	16,53%	20
- Ich achte auf regelmäßige Gewichts- und Flüssigkeitskontrollen, um Mangelerscheinungen vorzubeugen	83,47%	101
- Ich achte auf die Ernährungsanpassung (Konsistenz / Anzahl der Mahlzeiten) an den individuellen Zustand des Patienten	76,03%	92
- Ich achte auf eine gründliche und regelmäßige Mundpflege	80,17%	97
- Ich achte auf regelmäßiges Schlucken des Speichels	71,07%	86
- Ich auf eine klare Stimme (ggf. Durchführung von Stimmkontrollen)	38,84%	47
- Ich achte auf gutes Abhusten bei Verschlucken	78,51%	95
- Ich achte auf Essen in ruhiger Umgebung	55,37%	67
- Ich achte auf eine möglichst aufrechte Sitzhaltung beim Essen	73,55%	89
- Ich achte darauf, dem Dysphagie-Patienten ausreichend Zeit zur Nahrungsaufnahme zu lassen	80,17%	97
- Ich achte darauf, den Patienten nach der Nahrungsaufnahme noch mind. 20min aufrecht sitzen zu lassen	75,21%	91
- Ich achte darauf, den Patienten ausreichend oft nachschlucken zu lassen	69,42%	84

Tab. 6: Antworten zur Frage nach Aspekten, auf die beim Umgang mit einem Dysphagie-Patienten geachtet wird

4.4 Wünsche und Erwartungen, die die befragten Pflegekräfte an die behandelnden Logopäden / -innen – in Bezug auf den Umgang mit einem Aphasiker und / oder einem Dysphagie-Patienten – haben

Zu dieser Frage haben sich die Pflegekräfte sehr viele Gedanken gemacht und ihre Wünsche / bzw. Erwartungen genau definiert.

Sie wünschen sich / erwarten:

– dass das Pflegeteam über die Behandlung informiert wird, dass evtl. Tipps und Verbesserungsvorschläge an das Pflegeteam gegeben werden

– gute Zusammenarbeit, gute Einweisung in die Maßnahmen, Absprache und Integration der Maßnahmen in den Tagesablauf

– Fortbildungen durch Logopädinnen / Logopäden (Schluckstörungen / Schluckakt)

– regelmäßiges Kommen, Präsenz am Wochenende, Therapiebericht zur

Entlassung um Nachfolgeinstitutionen zu informieren

- bessere Betreuung (regelm.) bei den Mahlzeiten

- Übergabe an das Pflegeteam, betr. Art der Kost, geeignetes Besteck, Konsistenz der Getränke, Häufigkeit der Mundpflege

- Informationsweitergabe; z.b. über den Schweregrad der Schluckstörungen
    - Worauf sollte besonders geachtet werden?
    - individuell für den Patienten bestimmte Handlungen festlegen
    - Nahrungsaufbau / Was schafft der Patient?
    - ggf. parenterale Ernährung zusätzlich?

- dass die Logopäden öfter kommen und Schluckversuche nur von Logopäden durchgeführt werden, Einbeziehung von Pflegekräften

- engmaschige Kontrollen des Patienten

- Teilnahme an den wöchentlichen Besprechungen, Einweisung neuer Mitarbeiter

- mehr Logopäden / höhere Therapieanzahl pro Patient

- Fachtermini / theoretisches Wissen vermitteln

- Reflexion über den Zustand / Fortschritte des Patienten

- dass die Logopäden dem Pflegepersonal Tipps zum Umgang mit Aphasikern und Dysphagie-Patienten geben

- mehr Zeit zu haben

- Pflegepersonal mehr integrieren und Übungen erklären

- Angehörige einbeziehen / informieren

- schnelle Besserung

- Teamfähigkeit, präzise Angaben über Verhaltensweisen bei der Hilfe der Nahrungsaufnahme durch das Pflegepersonal, und klare Richtlinien

- schnellere Terminberücksichtigung für die Heimbewohner, Einbeziehen einer Fachkraft aus dem Wohnbereich

- dass die genannten Antworten alle berücksichtigt werden, der Mensch aber trotzdem noch individuell behandelt wird

- dass Logopäden Ärzte darauf hinweisen, wenn Medikamente nicht mehr oral genommen werden können, damit die Verabreichungsform geändert wird und die Medikamente nicht mehr „reingedrückt" werden müssen

- mehr Eingehen auf die Arbeitsbedingungen in der Pflege, welchen denen einer Therapieeinheit (Logopädie) nicht entsprechen (während einer Therapieeinheit nicht reden?)

Detaillierte Rückschlüsse aus diesen Antworten und mögliche Veränderungs-Hinweise werden in Kapitel 5 ermittelt.

5 Interpretation der Ergebnisse

5.1 allgemeine Daten

Aus der Auswertung der Antworten lassen sich viele Rückschlüsse ziehen:

1. Die berufliche Tätigkeit als Pflegekraft wird vermehrt von Frauen (67,77%) ausgeübt.

2. Im Pflegebereich scheint die berufliche Tätigkeit bis zu einem Alter von 50 Jahren ausgeübt werden zu können (im Alter von 46 – 50 Jahren arbeiten noch 15,7% der Befragten als Pflegekraft), die Zahl der Beschäftigten, die älter sind, nimmt prozentual gesehen, deutlich ab.

3. Die Beschäftigung der verschiedensten Berufsgruppen aus dem Gesundheits-bereich ist anscheinend in den Institutionen der Zielgruppe gewollt breit gefächert. Alle Befragten üben jedoch einen Beruf aus der Gruppe der Berufe in der Gesundheits- und Krankenpflege bzw. der Altenpflege aus.

4., Dass die Akutkrankenhäuser, Rehabilitationseinrichtungen und Senioren- / Pflegeheime, gerne Menschen mit einschlägiger Berufserfahrung beschäftigen, lässt sich aus der Angabe, dass annähernd 1/3 der Befragten 10 – 14 Jahre Berufserfahrung hat,schließen.

5. Weil 52,89% der Mitarbeiter/innen des Pflege-Teams angaben, während ihrer Berufsausbildung Informationen zum Umgang mit Aphasikern / Dysphagie-Patienten erhalten zu haben, geht die Autorin davon aus, dass sich im Laufe der Zeit die Ausbildungsinhalte verändert haben. Dies kann für die Berufsausübung

nur positive Aspekte mit sich bringen, da die Pflegekräfte durch ihr Fachwissen sicherer im Umgang mit den Patienten dieser Erkrankungen sind.

6. Da, 57,89% der Befragten, die Frage zu bereits besuchten Fortbildungen zum Thema „Umgang mit Aphasikern / Dysphagie-Patienten" bejaht haben, können Rückschlüsse auf einen vorhandenen Wunsch nach mehr Wissen / Wissensvertiefung / Wissensabsicherung gezogen werden. Dieser Wunsch scheint allerdings bei 42,15% nicht vorhanden zu sein.

6. Durch das Auswertungsergebnis, das 66,12% der Teilnehmer/innen der Befragung von ihrem Arbeitgeber / Vorgesetzten keine Einweisung in den Umgang mit Aphasikern / Dysphagie-Patienten erhalten haben, lässt sich vermuten, dass diese wahrscheinlich davon ausgehen, dass ihre Beschäftigten entweder schon über ausreichend Wissen verfügen, sich selbst über Fortbildungen oder Literatur Wissen aneignen, von anderen Berufsgruppen (z.B. Logopäden / -innen) gezielte Informationen erhalten, oder keinen großen Wissensumfang in diesem Bereich benötigen.

7. Die 24,98%, die die Frage nach vorhandener Literatur verneinten, scheinen entweder ausreichend Wissen zum Umgang mit Aphasikern und Dysphagie-Patienten zu besitzen, oder keine Zeit, keine Lust bzw. kein Geld für den Erwerb von Fachliteratur zu haben.

8. Bis auf 12,40% gaben die befragten Pflegekräfte an, mit den verschiedensten anderen Berufsgruppen in einem interdisziplinären Team zu arbeiten. Dies lässt zum einen vermuten, dass immer mehr Institutionen die Vorteile der interdisziplinären Zusammenarbeit bei der Betreuung von Patienten für förderlich erachten, zu anderen scheint es so zu sein, dass die Pflegekräfte selbst positive Erfahrungen mit der Arbeit in einem interdisziplinären Team gemacht haben.

5.2 Bereich Aphasie

Aufgrund der hohen Zahlen bei der Befragung zu bekannten / ggf. bereits erlebten Auswirkungen einer Aphasie können Schlussfolgerungen auf gute Wissensgrundlagen in diesem Bereich gezogen werden. Es gibt aber auch einige Antwortmöglichkeiten, bei denen nur mittelmäßig viele positive Antworten gegeben wurden. So z.B. bei dem Punkt „lautliche Veränderungen eines Wortes" (60,33%) und bei „auffälliger Satzbau" (71,90%).

Die Angaben der Antwortmöglichkeiten unter „Sonstige", lassen darauf schließen, dass einige Mitarbeiter/innen der Pflege kein umfassendes Fachwissen bzw. keine Vorstellung von den Auswirkungen einer Aphasie auf die Modalitäten „Sprechen" und „Verstehen" haben. Es werden u.a. die Antworten „Stottern" (1,21%), „etwas anderes sagen" (1,21%) und „Sprachproduktion undeutlich" (1,21%) gegeben.

Im Bereich der beachteten Aspekte beim Umgang mit einem Aphasiker lassen sich viele positive Ergebnisse verzeichnen. Lediglich der Aspekt „Ich mache deutlich, wenn ich etwas nicht verstanden habe" wird nur von gut der Hälfte der Befragten (60,33%) und der Aspekt „Ich stelle dem Aphasiker nur Ja- / Nein-Fragen" (52,07%) angegeben. Die Nichtbeachtung der vorgegebenen, beachtenswerten Aspekte beim Umgang mit einem Aphasiker könnte jedoch zu massiven Verständnisproblemen führen.

5.3 Bereich Dysphagie

Ein Großteil der Befragten kreuzte die vorgegebenen Antwortmöglichkeiten zu den bekannten / erlebten Auswirkungen einer Dysphagie an. Es lässt sich daher schlussfolgern, dass sich die Pflegekräfte der möglichen und gefährlichen Auswirkungen dieser Erkrankung bewusst sind und beim Umgang mit den Patienten auf Anzeichen dafür achten.

Ergänzend dazu ergibt sich aus der Auswertung der Frage nach Aspekten, die beim Umgang mit Dysphagie-Patienten beachtet werden, dass sich viele Mitarbeiter/innen des Pflege-Teams der besonderen Verantwortung beim Umgang mit dieser Patientengruppe bewusst sind. Es fällt jedoch auf, dass immerhin 16,53% auf nichts, nur 38,84% auf eine klare Stimme und nur 55,37% auf Essen in ruhiger Umgebung achten.

Alle Aspekte, die an dieser Stelle genannt wurden, sind elementar wichtig für den Umgang mit einem Dysphagie-Patienten. Schon kleinste Veränderungen bei der Nahrungsaufnahme können z.B. eine mögliche Aspiration begünstigen.

5.4 Wünsche und Erwartungen, die die befragten Pflegekräfte an die behandelnden Logopäden / -innen – in Bezug auf den Umgang mit einem Aphasiker und / oder einem Dysphagie-Patienten – haben

Viele Teilnehmer/innen der Befragung haben ihre Wünsche und Erwartungen niedergeschrieben. Die gegebenen Antworten werden an dieser Stelle zu wenigen wichtigen Gesichtspunkten zusammengefasst.

Insgesamt betrachtet wünschen sich die Pflegekräfte:

1. mehr Informationen zum individuellen Handeln der Logopädinnen / Logopäden, den positiven Auswirkungen der Behandlung, zum aktuellen Behandlungsstand und weitere Therapieziele (auch über die Dokumentation in den Patientenakten, Therapieberichte)

2. Teilnahme der Logopädinnen / Logopäden an den wöchentlichen Teamsitzungen und der Übergabe an die nächsten Pflegekräfte (Schichtwechsel) zwecks Informationsaustausch

3. bessere Betreuung der Patienten durch die Logopäden; mehr Therapieeinheiten für die Patienten, Betreuung bei den Mahlzeiten, aktuelleren Schluckstatus

4. Informationen zur besseren Betreuung der Patienten; Art der Kost, Häufigkeit der Mahlzeiten, Hilfe bei der Nahrungsaufnahme, etc....

5. mehr Unterstützung durch die Logopädinnen / Logopäden; Fortbildungen, ernst genommen zu werden / akzeptiert zu werden (Arbeitsbedingungen der Pflege)

Diese Ziele sind – z.T. auch durch angepasste Arbeitsumstände (Arbeitszeit, Therapeuten-Dichte, …) in der Zukunft für die Institutionen umsetzbar.

Andere Wünsche und Erwartungen, die genannt wurden, können dagegen nicht im Berufsalltag umgesetzt werden; z.B. kann dem Wunsch nach schnellerer Terminberücksichtigung für Heimbewohner nur schwer entsprochen werden. Die Umsetzung dieses Wunsches in die Praxis hätte zur Folge, dass andere Patienten, auch therapiebedürftig sind und ebenfalls auf einen Termin warten müssen, längere Wartezeiten hinnehmen müssten. Weiterhin käme es zu einem höheren Verwaltungsaufwand für die Logopädinnen / Logopäden.

Auch der Wunsch der „schnellen Besserung" ist vermessen. Logopädinnen /

Logopäden können und werden im Rahmen ihrer Möglichkeiten versuchen, eine Besserung der Symptomatik bei den Betroffenen zu erzielen. Eine Beschleunigung der Besserung oder gar eine Garantie für eine Heilung kann jedoch nicht gegeben werden.

6 Resümee und weiterführende Gedanken

Abschließend kann gesagt werden, dass die Pflegekräfte über viel Wissen verfügen, dieses jedoch in einigen Bereichen vertiefen / erweitern sollten (z.b. Auswirkungen einer Aphasie, Aspekte im Umgang mit einem Aphasie- / bzw. Dysphagie-Patienten).

Eine Schulung / Fortbildung zu den Themen „Aphasie" und „Dysphagie" ist für die Pflegekräfte zur Wissenserweiterung / Wissensvertiefung anzuraten.

Die behandelnden Logopädinnen / Logopäden müssen weiterhin im jeweiligen Einzelfall prüfen, was die Mitarbeiter/innen des Pflege-Teams wissen und in welchen Bereichen sie nähere Informationen benötigen. Eine allgemeingültige Aussage kann nicht getroffen werden. Aufgrund der vorliegenden Ergebnisse kann jedoch festgestellt werde, dass das Pflegepersonal über gute Wissens-Grundlagen für / im Bereich des Umgangs mit Aphasikern und Dysphagie-Patienten verfügen .

Den Logopädinnen und Logopäden ist anzuraten, intensiv (-er) mit den Pflege-kräften zusammen zu arbeiten und auf deren Wünsche und Bedürfnisse einzugehen. Insbesondere der Aspekt der Informationsweitergabe ist für die Betreuung der Patienten von entscheidender Bedeutung, da die Mitarbeiter / -innen des Pflegeteams nur dann adäquat und patientenbezogen handeln kann, wenn es acuh um die jeweiligen Einschränkungen / Probleme bei der Nahrungsaufnahe und / oder der Kommunikation weiß.

7 Anhänge

7.1 Anschreiben an die Institutionen bzw. an das Pflegepersonal

Laura Kristin Delfs
IBAF- Schule für Logopädie
Kieler Schloss / Burgstraße 3
24103 Kiel

...

Kiel, den 14.07.2011

Fragebogen für das Pflegepersonal

Liebe Pflegekräfte,

ich bin Auszubildende zur Logopädin und schreibe derzeit meine Studienarbeit zum Thema

**Wissensstand von Pflegekräften über den Umgang
mit Aphasikern und schluckgestörten Patienten**

Diese Befragung, die vollkommen anonym abläuft, soll Ergebnisse darüber bringen, von welchem Wissensstand bezüglich des Umgangs mit Aphasikern und schluckgestörten Patienten die Logopäden bei der Zusammenarbeit mit Pflegekräften ausgehen können und welche gezielten Informationen die behandelnden Logopäden Ihnen zusätzlich / erweiternd vermitteln sollten.
Ich möchte im Rahmen dieser Arbeit auch herausfinden, wie die Zusammenarbeit mit den behandelnden Logopäden funktioniert und welche Wünsche und Erwartungen Sie an die behandelnden Logopäden haben.

Um detaillierte Ergebnisse zu erhalten, bitte ich Sie den Fragebogen auszufüllen. Er ist umfangreich, wurde jedoch von mir so kurz wie möglich gehalten.

Das Ausfüllen des Fragebogens dauert maximal 10 Minuten!

Ich benötige möglichst viele, komplett ausgefüllte Fragebögen um Sie unterstützen zu können und eventuelle Hilfe aufzuzeigen oder Lösungsvorschläge zum „Wissenserwerb" ausarbeiten zu können. Deshalb ist jeder ausgefüllte Fragebogen wertvoll und damit leistet jeder von Ihnen seinen Beitrag zum Gelingen des Vorhabens und damit in letzter Konsequenz auch Hilfe zum Wissenserwerb/ zur Wissenserweiterung.

Um den Fragebogen rechtzeitig auswerten zu können möchte ich Sie bitten, ihn mir bis spätestens

30. September 2011

zurückzuschicken.

Die Ergebnisse dieser Arbeit werden Ihnen auf Nachfrage gerne zugesandt.
(Bitte geben Sie dafür Ihre eMail-Adresse auf dem Fragebogen mit an!)

Ich bedanke mich im Voraus für Ihre Bereitschaft zur Teilnahme und zum Ausfüllen des Fragebogens.

Mit freundlichen Grüßen

Laura Kristin Delfs

Abb. 19: Anschreiben für die Institutionen bzw. das Pflegepersonal

7.2 Fragebogen

Fragebogen für das Pflegepersonal

1. **allgemeine Daten ***

   (1) Arbeiten Sie mit Aphasikern / Dysphagie-Patienten?
   Ja O   Nein O **(Nein? Dann bitte nicht weiter ausfüllen!)**

   (2) Geschlecht: O Weiblich   O Männlich

   (3) Alter: O 18 – 25   O 26 – 30   O 31 – 35   O 36 – 40
                     O 41 – 45   O 46 – 50   O 51 – 55   O 56 – 60   O > 60

   (4) Meine genaue Berufsbezeichnung lautet: _____

   (5) Die Institution, bei der ich beschäftigt bin ist: _____
   _____

   (6) Ich habe insgesamt _____ Jahre / Monate Berufserfahrung.

   (7) In der Ausbildung wurde mir der Umgang mit Aphasikern / Dysphagie-Patienten
   vermittelt.   Ja O   Nein O

   (8) Ich habe bereits Fortbildungen zum Thema Umgang mit Aphasikern / Dysphagie-
   Patienten besucht. *   Ja O   Nein O

   (9) Mein Arbeitgeber / Vorgesetzter hat mich in den Umgang mit Aphasikern /
   Dysphagie-Patienten eingewiesen. *   Ja O   Nein O

   (10) Haben Sie Literatur, in der Sie ggf. nachschlagen können?
        O Nein   O Ja, nämlich: _____

   (11)   Arbeiten Sie in einem interdisziplinären Team?
        O Nein   O Ja, mit _____
                         (Berufsgruppen)

2. **Bereich Aphasie ***

   (1) Welche Auswirkungen einer Aphasie kennen Sie / bzw. haben Sie ggf.
   schon einmal erlebt?
        O nicht-flüssige Sprachproduktion   O Wortfindungsstörungen

        O überschießende   O eingeschränktes
        Sprachproduktion   Sprachverständnis
        O auffälliger Satzbau   O lautliche Veränderungen eines
                                                  Wortes
        O Wortneubildungen   O Lesen / Schreiben erschwert
                                                  oder nicht möglich

        O Sonstiges: _____

        O keine

* zutreffendes bitte ankreuzen / ggf. unterstreichen

Abb. 20: Fragebogen für das Personal Seite 1

27

(2) Worauf achten Sie beim Umgang mit einem Aphasiker?

Ich ...

O sage immer nur kurze, einfache Sätze.

O benutze **keine** Fremdwörter.

O versuche, langsam und deutlich zu sprechen.

O halte Blickkontakt zu dem Patienten.

O nutze Gestik und Mimik für die Verständigung.

O unterbreche den Aphasiker **nicht**, wenn er mir etwas mitteilen möchte.

O mache deutlich, wenn ich etwas **nicht** verstanden habe.

O stelle sicher, dass der Aphasiker mir zuhört.

O stelle sicher, dass der Aphasiker weiß, um welches Thema es Geht und wechsle **nicht** schnell zwischen den Themen.

O stelle dem Aphasiker nur Ja- / Nein-Fragen.

O Sonstiges: _____

O auf nichts

3. **Bereich Dysphagie**

(1) Welche Auswirkungen einer Dysphagie kennen Sie / haben Sie ggf. schon einmal erlebt?

O Aspiration (Eindringen von Nahrung (fest / flüssig) oder Speichel in die Atemwege)

O Erstickungsanfälle / Atemnot

O Lungenentzündungen

O Unterernährung / deutlicher Gewichtsverlust

O Dehydration

O Appetitverlust / Nahrungsverweigerung

O Sonstige. _____

O keine

(2) Worauf achten Sie beim Umgang mit einem Dysphagie-Patienten?

O Gewicht und Flüssigkeitszufuhr regelmäßig kontrollieren, um Mangelerscheinungen vorzubeugen

O Ernährung (Konsistenz und Anzahl der Mahlzeiten) dem individuellen Zustand des Patienten anpassen

O gründliche und regelmäßige Mundpflege

* zutreffendes bitte ankreuzen / ggf. unterstreichen

Abb. 21: Fragebogen für das Personal Seite 2

O auf regelmäßiges Schlucken des Speichels

O auf eine klare Stimme (evtl. Durchführung von Stimmkontrollen)

O gutes Abhusten beim Verschlucken

O Essen in ruhiger Umgebung

O eine möglichst aufrechte Sitzhaltung beim Essen

O dem Dysphagie-Patienten ausreichend Zeit zur Nahrungsaufnahme
zu lassen

O den Dysphagie-Patienten nach der Nahrungsaufnahme noch mind.
20 min aufrecht sitzen zu lassen

O den Patienten ausreichend oft nachschlucken zu lassen

O Sonstiges: _____

O auf nichts

4. **Welche Wünsche und Erwartungen haben Sie an die behandelnden Logopäden – in Bezug auf den Umgang mit einem Aphasiker und / oder einem Dysphagie-Patienten?**

_____

_____

_____

_____

_____

_____

_____

_____

Vielen Dank für Ihre Mitarbeit und Unterstützung!

* zutreffendes bitte ankreuzen / ggf. unterstreichen

Abb. 22: Fragebogen für das Personal Seite 3

7.3 Auswertungsübersicht des Fragebogens

Auswertungsübersicht: Fragebogen für das Pflegepersonal

- auswertbare Fragebögen: 121
- nicht auswertbare Fragebögen: 3
- Der Fragebogen wurde von _20_ Institutionen nicht zurück gesandt!

- Institutionen, bei denen das Pflegepersonal beschäftigt ist:

   - Akutkrankenhäuser: 8
   - Rehabilitationseinrichtungen: 4
   - Senioren- / Pflegeheime: 4

1. Allgemeine Daten

Geschlecht:

   - weiblich: 82
   - männlich: 26
   - keine Angabe: 13

Alter:

   - 18 - 25 Jahre: 12
   - 26 - 30 Jahre: 22
   - 31 - 35 Jahre: 17
   - 36 - 40 Jahre: 9
   - 41 - 45 Jahre: 16
   - 46 - 50 Jahre: 19
   - 51 - 55 Jahre: 7
   - 56 - 60 Jahre: 5
   -   > 60 Jahre: 2
   - keine Angabe: 13

Berufsbezeichnung:

   - Auszubildende/r: 2
   - Schwesternhelferin / Pflegehelfer: 3
   - Krankenpflegehelfer/in: 7
   - Krankenschwester/ -pfleger: 44
   - Kinderkrankenschwester/ -pfleger: 3
   - Gesundheits- und Krankenpfleger/in: 32
   - Stationshilfe: 2
   - Altenpfleger/in: 9
   - Arzthelfer/in: 1
   - Betreuer/in: 1
   - Teamleiter/in bzw. Bereichsleiter/in: 5
   - keine Angabe: 13

Abb. 23: Auswertungsübersicht des Fragebogens Seite 1

Berufserfahrung
- < 1;00 Jahr: 2
- 1;00 - 4;11 Jahre: 8
- 5;00 - 9;11 Jahre: 13
- 10;00 - 14;11 Jahre: 31
- 15;00 - 19;11 Jahre: 8
- 20;00 - 24;11 Jahre: 14
- 25;00 - 29;11 Jahre: 10
- 30;00 - 34;11 Jahre: 13
- 35;00 - 39;11 Jahre: 7
- 40;00 - 44;11 Jahre: 3
- keine Angabe: 13

Informationen zum Thema „Umgang mit Aphasikern / Dysphagie-Patienten"
während der Ausbildung:

- ja: 64
- nein: 57

Fortbildungen zum Thema „Umgang mit Aphasikern / Dysphagie-Patienten":

- ja: 70
- nein: 51

Einweisung des Arbeitgebers/Vorgesetzten in den Umgang mit Aphasikern /
Dysphagie-Patienten:

- ja: 41
- nein: 80

Literatur, in der ggf. nachgeschlagen werden kann:

- nein: 28
- ja, Bücher, Zeitschriften, Seminar- und Fortbildungsunterlagen: 52
- ja, Internet: 41

Arbeit im interdisziplinären Team

- nein: 15
- ja, mit Logopädinnen / Logopäden: 99
- ja, mit Ergotherapeutinnen / Ergotherapeuten: 74
- ja, mit Physiotherapeutinnen / Physiotherapeuten: 45
- ja, mit (Neuro-) Psychologen / (Neuro-) Psychologinnen: 21
- ja, mit Ärztinnen / Ärzten: 78
- ja, mit Altentherapeuten / Altentherapeutinnen: 2
- ja, mit Sozialarbeitern/Sozialarbeiterinnen bzw. dem sozialen Dienst: 13
- ja, mit der Seelsorge und / oder den Pastoren: 5
- ja, mit dem Hospizverein: 1
- ja, mit Sanitätshäusern / medizinischen Firmen: 2
- ja, mit der Hauswirtschaft u. den Diätassistentinnen / Diätassistenten: 4
- ja, mit der Verwaltung: 3
- ja, mit der physikalischen Therapie: 1

Abb. 24: Auswertungsübersicht des Fragebogens Seite 2

31

2. Bereich Aphasie

Bekannte / ggf. bereits erlebte Auswirkungen einer Aphasie:

- nicht-flüssige Sprachproduktion: 113
- überschießende Sprachproduktion: 88
- auffälliger Satzbau: 87
- eingeschränktes Sprachverständnis: 99
- Wortneubildungen: 96
- Wortfindungsstörungen: 106
- lautliche Veränderungen eines Wortes: 73
- Lesen / Schreiben erschwert oder nicht möglich: 91
- Sonstiges: Wernicke-Aphasie: 2
- sonstiges: globale Aphasie: 1
- Sonstiges: Stottern: 1
- Sonstiges: gar kein Sprachverständnis: 1
- Sonstiges: Verweigerung des Sprechens: 1
- Sonstiges: Was anderes sagen: 1
- Sonstiges: Sprachproduktion undeutlich: 1

Hierauf wird beim Umgang mit einer Aphasikerin / einem Aphasiker geachtet:

Das Pflegepersonal ...

- sagt immer nur kurze, einfache Sätze: 115
- benutzt keine Fremdwörter: 88
- versucht, langsam und deutliche zu sprechen: 103
- hält Blickkontakt zu dem Patienten: 89
- nutzt Gestik und Mimik für die Verständigung: 114
- unterbricht die Aphasikerin / den Aphasiker nicht, wenn er dem Pflegepersonal etwas mitteilen möchte: 97
- macht deutlich, wenn es etwas nicht verstanden hat: 73
- stellt sicher, dass die Aphasikerin / der Aphasiker ihm / ihr zuhört: 94
- stellt sicher, dass die Aphasikerin der Aphasiker weiß, um welches Thema es geht und wechselt nicht schnell zwischen den Themen: 82
- stellt der Aphasikerin / dem Aphasiker nur Ja-/Nein-Fragen: 63
- Sonstiges: nutzt Bildkarten / Sprechtafel: 5
- Sonstiges: nimmt sich Zeit für die Patientin /den Patienten: 1
- Sonstiges: begibt sich auf Augenhöhe der Patientin / des Patienten: 2
- Sonstiges: achtet auf wenig Ablenkung im Raum (Angeh. / Musik): 1

3. Bereich Dysphagie

Bekannte / ggf. bereits erlebte Auswirkungen einer Dysphagie:

- Aspiration (Eindringen von Nahrung oder Speichel in die Atemwege): 95
- Erstickungsanfälle / Atemnot: 101
- Lungenentzündungen: 82
- Unterernährung / deutlicher Gewichtsverlust: 105
- Dehydration: 98
- Appetitverlust / Nahrungsverweigerung: 108
- Sonstiges: Hustenreiz: 3
- Sonstiges: Probleme bei der Medikamenteneinnahme: 1
- Sonstiges: Hamstern / Stopfen: 1

Abb. 25: Auswertungsübersicht des Fragebogens Seite 3

Hierauf wird beim Umgang mit einer Dysphagie-Patientin / einem Dysphagie-Patienten geachtet:

- auf nichts: 20
- auf regelmäßige Gewichts- und Flüssigkeitskontrollen, um Mangelerscheinungen vorzubeugen: 101
- auf die Ernährungsanpassung (Konsistenz und Anzahl der Mahlzeiten) an den individuellen Zustand der Patientin / den Patienten: 92
- auf eine gründliche und regelmäßige Mundpflege: 97
- auf regelmäßiges Schlucken des Speichels: 86
- auf eine klare Stimme (evtl. Durchführung von Stimmkontrollen): 47
- auf gutes Abhusten bei Verschlucken: 95
- auf Essen in ruhiger Umgebung: 67
- auf eine möglichst aufrechte Sitzhaltung beim Essen: 89
- darauf, der Dysphagie-Patientin / dem Dysphagie-Patienten ausreichend Zeit zur Nahrungsaufnahme zu lassen: 97
- darauf, die Patientin / den Patienten nach der Nahrungsaufnahme noch mindestens 20min aufrecht sitzen zu lassen: 91
- darauf, die Patientin / den Patienten ausreichend oft nachschlucken zu lassen: 84
- Sonstiges: der Patient darf den Speichel ausspucken: 1
- Sonstiges: Lieblingsessen / -geschmack des Patienten kennen: 1
- Sonstiges: Andicken von Flüssigkeiten: 3
- Sonstiges: Arzt auf die Schluckproblematik bei Medikamenteneinnahme hinweisen: 1
- Sonstiges: Mund auf Essensreste kontrollieren: 1
- Sonstiges: individuelles Ess- / Schluckverhalten erfragen und möglichst beachten: 1
- Sonstiges: C-Griff (Kieferkontrollgriff): 1
- Sonstiges: ggf. Absenken des Kopfes zur Brust: 1
- Sonstiges: Temperaturkontrolle wegen Aspiration: 1

4. Welche Wünsche und Erwartungen hat das Pflegepersonal an die behandelnden Logopädinnen / Logopäden – in Bezug auf den Umgang mit einer Aphasikerin / Einem Aphasiker bzw. einer Dysphagie-Patientin / einem Dysphagie-Patienten?

- Dass das Pflegeteam über die Behandlung informiert wird, dass evtl. Tipps und Verbesserungsvorschläge an das Pflegeteam gegeben werden, enge Zusammenarbeit

- Informationsweitergabe

- gute Zusammenarbeit, gute Einweisung in die Maßnahmen, Absprache der Maßnahmen

- intensive Zusammenarbeit von Pflege und Logopädie

- Fortbildungen durch Logopädinnen / Logopäden (Schluckstörungen / Schluckakt)

- präzise Dokumentation und klare Richtlinien, Integration der Maßnahmen in den Tagesablauf

- regelmäßiges Kommen, konsequente Dokumentation des Therapieverlaufs, Präsenz am Wochenende, Therapiebericht zur Entlassung um Nachfolgeinstitutionen zu informieren, Infogabe bei Übergabe

Abb. 26: Auswertungsübersicht des Fragebogens Seite 4

- bessere Betreuung (regelm.) bei den Maßnahmen
- umfangreiche Dokumentation bzw. Übergabe an das Pflegeteam, ggf. Einweisung des Pflegepersonals, Tipps und Tricks übermitteln
- genaue Übermittlung an das Pflegeteam, betr. Art der Kost, geeignetes Besteck, Konsistenz der Getränke, Häufigkeit der Mundpflege
- enge Zusammenarbeit, d.h. Informationsweitergabe
  z.B. Schweregrad der Schluckstörungen
  - Worauf sollte besonders geachtet werden?
  - individuell für den Patienten bestimmte Handlungen festlegen
  - Nahrungsaufbau? / Was schafft der Patient?
  - ggf. parenterale Ernährung zusätzlich?

- dass Logopäden öfter kommen und Schluckversuche nur von Logopäden durchgeführt werden, Einbeziehung von Pflegekräften

- engmaschige Kontrollen des Patienten und Rapport ans Pflegepersonal

- mehr Logopäden / höhere Therapieanzahl pro Patient

- Teilnahme an den wöchentlichen Besprechungen, Einweisung neuer Mitarbeiter,

- Ich wünsche mir, dass Logopäden Ärzte darauf hinweisen, wenn Medikamente nicht mehr oral genommen werden können, damit die Verabreichungsform geändert wird und die Medikamente nicht mehr „reingedrückt" werden müssen.

- mehr Eingehen auf die Arbeitsbedingungen in der Pflege, welche denen einer Therapieeinheit (Logopädie) nicht entsprechen

- klare Aussagen, welche Kost der Patient zu sich nehmen darf

- mehr Zeit zu haben

- Pflegepersonal mehr integrieren und Übungen erklären

- Angehörige einbeziehen, Pflegepersonal über die Therapieinhalte informieren

- Hinweise für Angehörige, die auch Essen bei einem Dysphagie-Patienten anreichen

- dass die Logopäden dem Pflegepersonal Tipps zum Umgang mit Aphasikern und Dysphagie-Patienten geben

- intensive Zusammenarbeit von Logopädie und Pflege, Fortbildungen durch die Logopäden

- Teamfähigkeit, präzise Angaben über Verhaltensweisen bei der Hilfe der Nahrungsaufnahme durch das Pflegepersonal, präzise Dokumentation und klare Richtlinien

- Reflexion über den Zustand / Fortschritte des Patienten

- Fachtermini / theoretisches Wissen vermitteln

- schnellere Terminberücksichtigung für die Heimbewohner, Einbeziehen einer Fachkraft aus dem Wohnbereich, Informationen über die Ergebnisse weitergeben (inkl. Einträge in das Doku-System)

- dass die genannten Antworten alle beachtet werden, der Mensch aber trotzdem individuell behandelt wird

- Tipps für Pflegekräfte geben, schnelle Besserung

Abb. 27: Auswertungsübersicht des Fragebogens Seite 5

7.4 Literaturverzeichnis

1   http://www.gesetze-im-internet.de/krpflaprv_2004/index.html
     Ausbildungs- und Prüfungsverordnung für die Berufe in der Krankenpflege
     (KrPflAPrV) vom 10. November 2003 → 18.01.2012, 17:58 Uhr

2   http://www.gesetze-im-internet.de/altpflaprv/BJNR441800002.html
     Ausbildungs- und Prüfungsordnung für den Beruf der Altenpflegerin und des
     Altenpflegers (AltPflAPrV) vom 26. November 2002 → 18.01.2012, 18:01 Uhr

7.5 Abbildungsverzeichnis

7.6 Tabellenverzeichnis

37